BEI GRIN MACHT SICH IHR WISSEN BEZAHLT

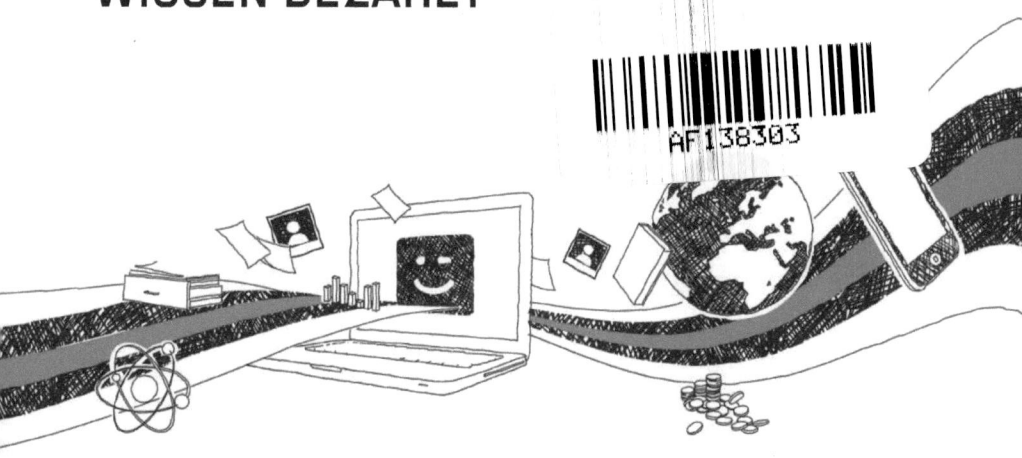

- Wir veröffentlichen Ihre Hausarbeit,
  Bachelor- und Masterarbeit

- Ihr eigenes eBook und Buch -
  weltweit in allen wichtigen Shops

- Verdienen Sie an jedem Verkauf

Jetzt bei www.GRIN.com hochladen und kostenlos publizieren

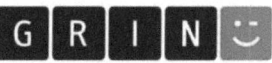

Depression und Einsamkeit. Wie wirkt sie sich auf die Lebenserwartung aus?

Interventionen und internationale Best Practice Beispiele

Sandra Pollan

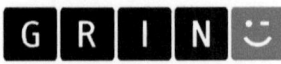

Bibliografische Information der Deutschen Nationalbibliothek:

Die Deutsche Nationalbibliothek verzeichnet diese Publikation in der Deutschen Nationalbibliografie; detaillierte bibliografische Daten sind im Internet über http://dnb.d-nb.de abrufbar.

ISBN: 9783389120118
Dieses Buch ist auch als E-Book erhältlich.

© GRIN Publishing GmbH
Trappentreustraße 1
80339 München

Druck und Bindung: Books on Demand GmbH, Norderstedt Germany
Gedruckt auf säurefreiem Papier aus verantwortungsvollen Quellen

Das vorliegende Werk wurde sorgfältig erarbeitet. Dennoch übernehmen Autoren und Verlag für die Richtigkeit von Angaben, Hinweisen, Links und Ratschlägen sowie eventuelle Druckfehler keine Haftung.

Das Buch bei GRIN: https://www.grin.com/document/1569335

Hochschule für angewandte Wissenschaften Coburg

Fakultät Angewandte Naturwissenschaften und Gesundheit

M.Sc.- Gesundheitsförderung

Modul 3.2: Gesellschaftspolitische Zukunftsperspektiven

Zukünfte Herausforderungen und Lösungsansätze

Einsamkeit

Name:	Sandra Pollan
Erstellungszeitraum:	25.11.2023 – 15.01.2024
Datum der Abgabe:	15.01.2024

Inhaltsverzeichnis

Abkürzungsverzeichnis

Abbildungsverzeichnis

Tabellenverzeichnis

1 Einleitung

Seit 2017 führt die Stiftung *„Deutsche Depressionshilfe"* jährlich das *„Deutschland-Barometer Depression"* durch, um mithilfe dieser Umfrage Einblicke in das Wissen und die Ansichten über Depressionen in Deutschland zu gewinnen. Im Jahr 2023 wurden die Respondenten schwerpunktmäßig zum Thema Einsamkeit befragt. An der Erhebung beteiligten sich 5196 Teilnehmer* sowie 276 Betroffene, die sich in einer depressiven Episode (mit medizinischer Diagnosestellung) befanden. Die Ergebnisse zeigten, dass 25 % der Bundesbürger sich einsam fühlen. In der Gruppe der Befragten mit Depressionen litten sogar 53 % unter Einsamkeit, was auf das krankheitsbedingte Rückzugsverhalten zurückzuführen ist. Darüber hinaus glauben 86 % der Teilnehmer, dass Einsamkeit immer mehr Menschen als vor 10 Jahren betrifft (siehe Abbildung 1).[1] Diese Wahrnehmung verdeutlicht die gesellschaftliche Relevanz und unterstreicht die Notwendigkeit sich in der Gesundheitsförderung (GF) mit diesem wichtigen Thema auseinanderzusetzen. Ebenso scheint Einsamkeit eine Auswirkung auf politisch radikale Richtungen zu haben. Eine Studie von Neu et al. (2023) legt nahe, das einsame Jugendliche eher zu autoritären Meinungen neigen. Sie fühlen sich von der Gesellschaft oftmals missverstanden und tendieren als Folge, Verschwörungstheorien zu glauben, autoritäre Haltungen zu tolerieren und politische Gewalt zu akzeptieren. Im Extremfall kann eine einsame Gesellschaft demokratiegefährdend sein.[2]

Zudem erhält das Thema politischen Zuspruch, denn seit Juni 2022 erarbeitete das Bundesgesellschaftsministerium, eine Strategie gegen Einsamkeit, welche im Dezember 2023 durch das Bundeskabinett festgesetzt wurde.[3]

Ein Blick über die Landesgrenze verdeutlicht, ebenso die Wichtigkeit dieses Themas. Großbritannien stufte das höhere Sterblichkeitsrisiko aufgrund von Einsamkeit, als so bedeutsam ein, dass Premierministerin Theresa May im Jahr 2018 das Thema zur politischen Angelegenheit machte und das Amt einer Ministerin für Einsamkeit einführte.[4] Besonders hervorzuheben ist, dass Menschen, die an Einsamkeit leiden, häufiger die hausärztliche Praxis aufsuchen.[5] Dementsprechend erscheint es vor dem aktuellen Hintergrund der Finanzierungslücke in den gesetzlichen Krankenkassen durch demographischen Wandel, Zivilisationserkrankungen und weitere Belastungen durchaus sinnvoll, die Einsamkeit in der Bevölkerung zu vermindern, um einerseits Kosten zu sparen und andererseits Ärzte in der Versorgung zu entlasten. Aufgrund der gesellschaftlichen, (gesundheits)-ökonomischen, gesundheitlichen und politischen Relevanz des Themas Einsamkeit und der hohen Bedeutung

---

[1] vgl. Deutschland-Barometer Depression (o.D.).
[2] vgl. Neu et al. (2023).
[3] vgl. BMFSFJ (30.12.2023).
[4] vgl. dabei.Magazin für Leben im Alter (o.D.).
[5] vgl. Hawkley und Cacioppo (2010).

in der GF, hat sich die Autorin dieser wissenschaftlichen Hausarbeit für dieses Thema entschieden.

Inhaltlich ist die Arbeit in sechs Kapitel untergliedert. Aufbauend auf die Einleitung wird im Kapitel 2 auf die Definitionen von Einsamkeit eingegangen. Daraufhin werden die Ursachen von Einsamkeit dargestellt. Kapitel 4 beschäftigt sich mit den Auswirkungen auf die psychische und physische Gesundheit, sowie auf die Lebenserwartung. Anschließend werden Interventionen gegen Einsamkeit in der GF anhand von nationalen und internationalen Good Practice Beispielen aufgezeigt. Abschließend rundet ein Fazit die Arbeit ab.

In dieser wissenschaftlichen Hausarbeit wird aufgrund einer besseren Lesbarkeit das generische Maskulinum verwendet. Um Benachteiligungen vorzubeugen, wird diese Form auf alle Geschlechter übertragen.

2 Definitionen von Einsamkeit

Nachfolgend wird kurz auf die verschiedenen Arten von Einsamkeit und deren Definitionen eingegangen.

2.1 Existentielle Einsamkeit

Das Konzept der existenziellen Einsamkeit (EE) erscheint wie Ettema et al. (2010) beschreibt, nach wie vor unklar. Diese Form der EE kann in drei Dimensionen unterteilt werden: als Zustand, als Erfahrung und als Prozess, der potenziell zu innerem Wachstum führen kann. Diese Differenzierung trägt zu einer schrittweisen konzeptionellen Klärung des Begriffs bei. Schlüsselbegriffe, die in diesen Dimensionen relevant sind, umfassen Allgegenwärtigkeit, Gefühl, Abwehr, Tod, Bewusstsein, schwierige Kommunikation sowie inneres Wachstum. Die Vertiefung dieser Schlüsselbegriffe fördert nicht nur das Verständnis des Konzepts, sondern verleiht ihm auch einen tieferen Sinn und Authentizität.[6]

Luhmann (2022) beschreibt, dass Moustaka (1961) die EE als unvermeidbar sieht, da sie in Verbindung mit existentiellen Erfahrungen wie Geburt oder Tod entsteht. Einsamkeit kann Ängste verursachen. Jedoch besteht die Möglichkeit, dass dadurch kreatives Potenzial ausgelöst wird, welches zu persönlichem Wachstum führen kann.[7]

2.2 Einsamkeit als unerfüllte soziale Bedürfnisse

Diese Grundannahme basiert auf der Theorie, dass Menschen ein grundlegendes Bedürfnis haben, soziale Bindungen einzugehen.[8] In unterschiedlichen psychologischen Theorien findet diese Basisannahme Berücksichtigung (z.B.in der Need to Belong-Theorie von Baumeister und Leary 1995; Bindungstheorie nach Bowlby 1969).[9] Evolutionspsychologisch kann das grundlegende Bedürfnis nach sozialer Bindung begründet werden, dass das Überleben im sozialen Gefüge besser gelingt als allein.[10] Diese Theorie findet unter anderen Erwähnung bei Baumeister und Leary 1995 und Capioppo et al. 2014.[11]

Luhmann (2022) führt an, dass Grundbedürfnisse generell universell sind und bei allen Menschen existieren. Wird ein grundlegendes Bedürfnis nicht erfüllt, wird dies als negative und schmerzhafte Erfahrung erlebt, wodurch die Motivation entsteht, den Zustand aktiv zu beenden. Dies kann zum Beispiel durch das Bedürfnis nach Nahrung verdeutlicht werden. Hunger ist ein unangenehmes Gefühl, gleichzeitig jedoch auch ein Motivator, etwas zu essen. Daher kann Hunger als ein Warnsignal angesehen werden, welches das Überleben sichert.[12] Einsamkeit kann ebenso wie Hunger als grundlegendes menschliches Bedürfnis angesehen

---

[6] vgl. Ettema et al. (2010, S. 141).
[7] Moustaka (1961) vgl. nach Luhmann (2022, S. 8).
[8] vgl. Luhmann (2022, S. 10).
[9] vgl. Luhmann (2022, S. 10).
[10] vgl.Luhmann (2022, S. 10).
[11] Baumeister und Leary 1995; Capioppo et al. 2014 vgl. nach Luhmann (2022, S. 10).
[12] vgl. Luhmann (2022, S. 10).

werden.[13] Das Einsamkeitserleben resultiert aus der Nichterfüllung sozialer Bedürfnisse.[14] Das Einsamkeitsgefühl ist unangenehm und wirkt motivierend. Menschen werden dadurch bewegt, aktiv soziale Kontakte aufzusuchen und Bindungen einzugehen.[15] Einsamkeit gilt als ein Warnsignal der Psyche, jedoch ist der Schutzfaktor von der zeitlichen Dauer der Einsamkeit abhängig.[16] Einsamkeitsgefühle können sich chronifizieren, wenn das Gefühl der Einsamkeit über einen längeren Zeitraum fortbesteht, weil anfängliche Bestrebungen, Kontakte und Beziehungen zu suchen und zu intensivieren, fehlschlagen.[17]

2.3 Einsamkeit als unerfüllte soziale Erwartungen

Die am häufigsten in der wissenschaftlichen Literatur zu findende Definition von Einsamkeit ist auf Peplau&Perlman (1981,1982) zurückzuführen. Peplau&Perlman (1981) definieren Einsamkeit als „the unpleasant experience that occurs when a person's network of social relations is deficient in some important way, either quantitatively or qualitatively."[18]

Luhmann (2022) sieht in dieser Definition folgende Kernmerkmale enthalten. Einsamkeit ist immer eine subjektiv wahrgenommene negative Erfahrung. Dabei bezieht sich immer auf das soziale Netzwerk einer Person, welches in sozialen Beziehungen mit realen Personen eingebettet ist. Wird die soziale Beziehung des Netzwerkes als qualitativ oder quantitativ mangelhaft wahrgenommen, entsteht Einsamkeit. Ein Beispiel für den quantitativen Mangel ist es, wenn sich eine Person mehr soziale Beziehungen wünscht als sie aktuell hat. Ein Mangel in der Qualität liegt vor, wenn festgestellt wird, dass bestimmte Beziehungen als unzureichend wahrgenommen werden. Demensprechend entsteht Einsamkeit als unerfüllte soziale Erwartung dann, wenn eine Person eine Diskrepanz zwischen den wahrgenommenen und den real existierenden sozialen Verbindungen feststellt. Es kann angenommen werden, dass ein kognitiver Prozess stattfindet, um den Ist-Zustand der sozialen Beziehungen mit den eigenen sozialen Erwartungen abzugleichen, was als Erweiterung der Definition gegenüber den vorher diskutierten Definitionen betrachtet werden kann.[19] Abbildung 2 veranschaulicht die Definition.

3 Ursachen für die Entstehung von Einsamkeit

Die Gründe für Einsamkeit sind vielfältig und beziehen sich auf soziale, persönliche und gesellschaftliche Faktoren.

---

[13] vgl. Cacioppo und Patrick William (2008).
[14] vgl. Fromm-Reichmann 1959; Weiss 1973 vgl. nach Luhmann (2022, S. 10).
[15] vgl. Cacioppo et al. (2014).
[16] vgl. Luhmann (2022, S. 10f.).
[17] vgl. Cacioppo und Hawkley (2009).
[18] Perlman und Peplau (1981).
[19] vgl. Luhmann (2022, S. 12f.).

Im Interview mit Eberl (2023) nannte die Einsamkeitsforscherin Luhmann verschiedene häufige Auslöser für die Entstehung von Einsamkeit. Gründe sind im Mangel an sozialen Kontakten oder in der Qualität des Netzwerkes zu sehen. Gesundheitliche Probleme, darunter chronische Krankheiten, psychische Gesundheitsprobleme oder Mobilitätsbeschränkungen, können ebenfalls zu Einsamkeit führen.[20] Weiterhin spielt der Verlust von Beziehungen bei der Bildung von Einsamkeit, ebenfalls eine bedeutende Rolle; sei es der Tod eines nahestehenden Menschen oder das Beziehungsende, wie etwa durch Scheidung.[21] Menschen mit Migrationshintergrund leiden häufiger unter Einsamkeit.[22] Zudem bietet der technologische Wandel zwar die Möglichkeit zu einer verbesserten Kommunikation, kann aber auch paradoxerweise zur Einsamkeit beitragen (siehe Abbildung 3 „Kommunikation wird immer unpersönlicher") . Persönliche Faktoren wie Schüchternheit, mangelndes Selbstwertgefühl oder Schwierigkeiten im Umgang mit anderen können individuell zum Gefühl von Einsamkeit beitragen (siehe Abbildung 3 „spontane Stimmung/Eigene Laune und an einem selbst/am eigenen Charakter").[23] Längsschnittsanalysen im Zeitraum 1985 bis 2020 zeigen außerdem, dass Menschen, die in Armut leben, sich in höheren Maßen einsam fühlen.[24] Einsamkeitsgefühle können auch aufgrund eines Wohnortwechsels entstehen, der durch private oder berufliche Gründe bedingt ist. Neue Freunde zu finden ist oftmals schwer für viele Menschen.[25] Wenn räumliche Distanz bestehende Kontakte beeinträchtigt oder unmöglich macht, kann dies zu Einsamkeit führen.

In der Abbildung 3 sind die fünf häufigsten Gründe für Einsamkeit aufgeführt. Aufgrund dieser unterschiedlichen Faktoren, die Einsamkeit begünstigen, müssen verschiedene, mehrdimensionale, effektive Maßnahmen, welche präventiv als auch bei bestehender Einsamkeit helfen, konzeptioniert werden.

4 Auswirkungen auf die psychische und physische Gesundheit durch chronische Einsamkeit

Nachfolgend wird auf physische und psychische Erkrankungen eingegangen, welche aus andauernder Einsamkeit resultieren können. Da Einsamkeit in höheren Maßen die psychische Gesundheit beeinträchtigt, werden als Erstes die Folgen von Einsamkeit auf psychische Krankheiten dargestellt.[26]

---

[20] vgl. Eberl (26.12.2023).
[21] vgl. Stauß (22.12.2023).
[22] vgl. Aburakia (28.07.2020).
[23] vgl. Splendid Research (21.03.2023).
[24] vgl. Dittmann und Goebel (2022).
[25] vgl. Schwentker (2023).
[26] vgl. Bücker (2022).

4.1 Psychische Erkrankungen

Das Eingehen sozialer Beziehungen ist für Menschen ein grundlegendes Bedürfnis, vergleichbar mit Hunger (siehe Kapitel 2.2).

Bücker (2022) führt an, dass die Ausgestaltung sozialer Beziehungen eine wesentliche Rolle für die emotionale Entfaltung und die Entwicklung auf persönlicher Ebene während des Lebensverlaufes spielt. Einsamkeit wird oftmals schmerzhaft und negativ bewertet.[27] Es gibt Zusammenhänge mit Schmerzempfindungen, da Einsamkeit zur Aktivierung von Hirnarealen führt, die auch bei Menschen mit Schmerzen aktiv sind.[28]

Gemäß einer Studie von Miller (2011), die in der Fachzeitschrift *Science* publiziert wurde, ist Einsamkeit ein langanhaltender Stressor. Verglichen mit einsamen Menschen, schlafen sozial verbundene Personen besser und wiesen eine höhere Erholungsfähigkeit und Lebensqualität auf. Zusätzlich neigen einsame Menschen häufiger zu Suchtmittel wie Zigaretten und Alkohol, ungesündere Ernährungsweisen und niedrigere körperliche Aktivität. Einsamkeit geht einher mit unterschiedlichen psychischen Erkrankungen wie Depressionen und suizidalen Gedanken.[29] Mehrere Längsschnittsstudien, die wiederholt die Konstrukte Einsamkeit und Depression erfassten, legen nahe, dass eine wechselseitige Beeinflussung zwischen Einsamkeit und depressiven Symptomen besteht.[30] Zudem erhöht Einsamkeit das Risiko generalisierte Angststörungen inklusiv sozialer Phobie zu entwickeln.[31] Ergebnisse deuten an, dass eine deutliche, positive Korrelation zwischen Einsamkeit und Angststörungen inklusiver sozialer Phobie im Querschnitt besteht.[32] Studien weisen auf einen klaren Zusammenhang, zwischen Einsamkeit und demenziellen Erkrankungen hin, da Menschen, die häufig ungewollt allein sind, ein bis zu doppelt so hohes Risiko haben, an diesen Erkrankungen zu leiden.[33]

4.2 Physische Erkrankungen und Auswirkungen auf die Mortalität

Aufgrund der Aktivierung von Gehirnregionen, die ebenso bei Schmerzzuständen aktiviert sind (siehe Kapitel 4.1), erscheint es nicht verwunderlich, dass Einsamkeit körperliche Erkrankungen begünstigen kann.

Eine Studie von Henriksen et al. (2023) untersuchte die Verbindung zwischen Einsamkeit und Diabetes-Typ-2. Eine weitere Hypothese war, dass Schlafstörungen und depressive Symptome einen Einfluss auf das Risiko an Diabetes-Typ-2 zu erkranken, haben. Ein höheres Maß an Einsamkeit zu Studienbeginn war signifikant mit einem erhöhten Risiko für Typ-2-Diabetes, 20 Jahre später verbunden. Es gab jedoch nur einen schwachen Vermittlungseffekt,

---

[27] vgl. Bücker (2022, S. 8).
[28] vgl. Eisenberger (2012).
[29] vgl. Miller (2011).
[30] vgl. Luhmann (2022, S. 9).
[31] vgl. Beutel et al. (2017).
[32] vgl. Maes et al. (2019).
[33] vgl. Alzheimer Forschung Initiative e.V. (o.D.).

dass Schlaflosigkeit und depressive Symptome für das erhöhte Diabetes-Typ-2 Risiko verantwortlich sind.[34] Einsamkeit stellt für weitere Erkrankungen wie Herzinfarkt, Krebs und Schlaganfall einen Risikofaktor dar.[35] Verschiedene Studien beispielsweise von Valtorta et al.(2016) [36] und Hakulinen et al. (2018)[37] konnten auf die Auswirkungen von Einsamkeitsgefühlen und sozialer Isolation auf das Herz-Kreislauf-System hinweisen. Einsamkeit wurde als Risikofaktor für Krebserkrankung- und Sterblichkeit vorgeschlagen. In einer Langzeitstudie von Kraav et al. (2021) mit 2570 Männern im mittleren Lebensalter konnte aufgezeigt werden, dass Einsamkeit und soziale Isolation mit einer erhöhten Krebsprävalenz verbunden sind. Besonders bei Lungenkrebs zeigte sich eine Verbindung zu Einsamkeit. Es konnte keine Beeinflussung von Einsamkeit auf Prostata- und Dickdarmkrebs ermittelt werden. Alleinstehend zu sein war mit schlechteren Überlebensaussichten bei Krebspatienten assoziiert.[38] Der Einfluss auf diese Erkrankungen liegt nahe, denn wie im Kapitel 4.1 dargestellt, neigen einsame Menschen eher zu gesundheitsschädlichen Verhalten.

Weiterhin wirkt sich das chronische Erleben von Einsamkeit auf die Lebenserwartung aus. Studienergebnisse einer Metaanalyse von Holt-Lunstad et al. (2015) deuten an, dass sich Einsamkeit auf die Mortalität auswirkt. Die Forschergruppe kam zu dem Schluss, dass Einsamkeit, soziale Isolation und Alleinleben mit einem vorzeitigen Tod assoziiert sind. Personen, die an Einsamkeit litten, wiesen ein um 26% erhöhtes Risiko auf, frühzeitig zu versterben. Für die soziale Isolation war das Risiko um 29% höher, und für das Alleinleben betrug die Erhöhung des Risikos 32%. Alle Studien, die in der Metaanalyse berücksichtigt wurden, waren prospektiv angelegt, was bedeutet, dass die Forscher zu Beginn die soziale Isolation, Einsamkeit und Alleinleben maßen und die Teilnehmer über einen längeren Zeitraum verfolgten, um festzustellen, wer am Ende der Studie lebte oder verstorben war. Das Mortalitätsrisiko in dieser Analyse spiegelte wider, inwieweit soziale Isolation, Alleinleben und Einsamkeit die Wahrscheinlichkeit, bei der Abschlussuntersuchung zu sterben, signifikant vorhersagen konnte. Aufgrund der Forschungsfrage nach den Auswirkungen sozialer Defizite für Krankheiten, wurden Studien ausgeschlossen, bei denen die Sterblichkeit auf Selbstmord oder Unfall zurückzuführen war.[39]

5 Interventionen gegen Einsamkeit in der Gesundheitsförderung

Interventionen gegen Einsamkeit müssen vielfältig und für alle Altersgruppen geeignet sein, da das Gefühl von Einsamkeit in der breiten Bevölkerung vertreten ist. Mithilfe der Abbildung

---

[34] vgl. Henriksen et al. (2023, S. 87f.).
[35] vgl. dabei.Magazin für Leben im Alter (o.D.).
[36] vgl. Valtorta et al. (2016).
[37] vgl. Hakulinen et al. (2018).
[38] vgl. Kraav et al. (2021).
[39] vgl. Holt-Lunstad et al. (2015).

4 soll dies verdeutlicht werden. Obwohl die Grafik zeigt, dass die jüngeren Altersgruppen (18-29 Jahre und 30-39 Jahre) laut Online-Umfrage häufiger von Einsamkeit betroffen waren als die Altersgruppe der 60-69-Jährigen, lag der Anteil der Befragten, die häufig einsam waren, auch in letzterer Altersspanne bei über 10%.[40]

In der Tabelle 1 sind verschiedene nationale Good Practice Beispiele gegen Einsamkeit aufgeführt, welche die Architektur, Gesunde Stadtplanung, Politik und weitere Sektoren einbeziehen. Tabelle 2 stellt einige Strategien in Europa dar. Des Weiteren werden Konzepte gegen Einsamkeit außerhalb Europas präsentiert (siehe Tabelle 3). Diese sollten von der GF als Anregung betrachtet werden. Die GF hat einen hohen Einfluss das Thema Einsamkeit in der Gesellschaft zu verbreiten und bei gesundheitsförderlichen Interventionen zu berücksichtigen.

Unbedingt erwähnenswert ist, dass Interventionen immer als partizipative und interdisziplinäre Ansätze gestaltet werden sollten. Mittels Partizipation werden Menschen in den Entscheidungsprozess und die Gestaltung der Maßnahmen eingebunden, was die Akzeptanz fördert. Einwohner können dadurch ihre Bedürfnisse und Perspektiven einbringen, was wiederum die Wirksamkeit und Nachhaltigkeit der Interventionen steigert.

6 Fazit

In der wissenschaftlichen Literatur sind drei verschiedene Definitionen von Einsamkeit beschrieben. Nahezu alle Menschen lernen im Laufe ihres Lebens das Gefühl von Einsamkeit kennen und bewerten diese Erfahrung als schmerzhaft. Es gibt unterschiedliche Gründe wie Alleinwohnen, Wohnortwechsel und der eigene Charakter, welche die Einsamkeit begünstigen können. Vermehrtes oder chronisches Empfinden von Einsamkeit löst Stressreaktionen aus. Häufige oder anhaltende Einsamkeitsgefühle gelten einerseits als Risikofaktor für psychische Krankheiten wie Depressionen und Suchterkrankungen. Andererseits steigt zudem das Risiko, körperliche Erkrankungen wie Schmerzzustände und Herz-Kreislauf-Erkrankungen zu erleiden. Tatsächlich konnte festgestellt werden, dass bestimmte Gehirnareale bei Schmerzen als auch bei Einsamkeitserfahrungen aktiviert werden. Neben den gesundheitlichen Folgen wirkt sich Einsamkeit auf die gesellschaftliche, politische und (gesundheits)ökonomische Ebene aus. Die Gesundheitsförderung kann verschiedene partizipative und zielgruppenorientierte Interventionen etablieren. Die Maßnahmen sollten interdisziplinär gestaltet sein.

Ein Beispiel, um die Einsamkeit zu vermindern und gleichzeitig Wohnraum für Studierende zu bieten, bildet das Projekt „Wohnen für Hilfe" in Köln. Studierende, Alleinerziehende, Familien, Senioren, ältere Paare und Menschen mit Beeinträchtigungen gehen eine Wohnpartnerschaft

---

[40] vgl. Splendid Research (05.02.2023).

mit Studenten ein. Die Studenten leben mietfrei und bieten im Gegenzug, Hilfe im Haus, im Garten, bei Hausaufgaben und anderen Tätigkeiten an.[41]

Es sollte eine Bewusstseinsschärfung für das Thema Einsamkeit in der GF stattfinden und zukünftig mehr Interventionen realisiert werden.

2508 Wörter

---

[41] vgl. Stadt Köln (o.D.).

Literaturverzeichnis

Aburakia, Marcel Nadim. 2020. Einsamkeit unter migrantischen Menschen: Deine Community ist größer, als du denkst! *DER SPIEGEL*, 28. Juli.

Alzheimer Forschung Initiative e.V. o.D. Soziale Kontakte. https://www.alzheimer-forschung.de/alzheimer/vorbeugen/soziale-kontakte/. Zugegriffen: 11. Januar 2024.

Beutel, Manfred E., Eva M. Klein, Elmar Brähler, Iris Reiner, Claus Jünger, Matthias Michal, Jörg Wiltink, Philipp S. Wild, Thomas Münzel, Karl J. Lackner, und Ana N. Tibubos. 2017. Loneliness in the general population: prevalence, determinants and relations to mental health. *BMC psychiatry* 17 (1): 97. doi: 10.1186/s12888-017-1262-x.

BMFSFJ. 2023. Strategie gegen Einsamkeit. https://www.bmfsfj.de/bmfsfj/themen/engagement-und-gesellschaft/strategie-gegen-einsamkeit/strategie-gegen-einsamkeit-201642. Zugegriffen: 30. Dezember 2023.

Bücker, Susanne. 2022. Die gesundheitlichen, psychologischen und gesellschaftlichen Folgen von Einsamkeit 10/2022.

Bundeszentrum für Ernährung. 2020. "Essbare Stadt" Andernach. https://www.bzfe.de/nachhaltiger-konsum/staedte-essbar-machen/essbare-stadt-andernach/. Zugegriffen: 14. Januar 2024.

Cacioppo, John T., Stephanie Cacioppo, und Dorret I. Boomsma. 2014. Evolutionary mechanisms for loneliness. *Cognition & emotion* 28 (1): 3–21. doi: 10.1080/02699931.2013.837379.

Cacioppo, John T. und Louise C. Hawkley. 2009. Perceived social isolation and cognition. *Trends in cognitive sciences* 13 (10): 447–454. doi: 10.1016/j.tics.2009.06.005.

Cacioppo, John T. und Patrick William. 2008. Loneliness: Human Nature and the Need for Social Connection. https://www.researchgate.net/publication/232518458_Loneliness_Human_Nature_and_the_Need_for_Social_Connection. Zugegriffen: 30. Dezember 2023.

Czycholl, Harald. 2011. Wohnanlage: Deutschlands erstes Seniorendorf ist ausverkauft. *WELT*, 2011.

dabei.Magazin für Leben im Alter. o.D. Wie sich Einsamkeit auf Körper und Seele auswirkt. https://www.malteser.de/dabei/information-tipps/wie-sich-einsamkeit-auf-koerper-und-seele-auswirkt.html.

Deutschland-Barometer Depression. o.D. Einsamkeit und Depression. https://www.deutsche-depressionshilfe.de/forschungszentrum/deutschland-barometer-depression. Zugegriffen: 29. Dezember 2023.

Deutschlandfunk. 2018. Weihnachten in den Niederlanden - Gemeinsam gegen einsam. https://www.deutschlandfunk.de/weihnachten-in-den-niederlanden-gemeinsam-gegen-einsam-100.html. Zugegriffen: 14. Januar 2024.

Deutschlandfunk. 2019a. Großbritannien - Ein Ministerium leistet Pionierarbeit. https://www.deutschlandfunk.de/grossbritannien-ein-ministerium-leistet-pionierarbeit-100.html. Zugegriffen: 14. Januar 2024.

Deutschlandfunk. 2019b. Soziale Medikation in Großbritannien - Spaß auf Rezept. https://www.deutschlandfunk.de/soziale-medikation-in-grossbritannien-spass-auf-rezept-100.html. Zugegriffen: 14. Januar 2024.

Dittmann, Jörg und Jan Goebel. 2022. Einsamkeit und Armut. https://kompetenznetz-einsamkeit.de/publikationen/kne-expertisen/kne-expertise-05-dittmann-goebel. Zugegriffen: 5. Januar 2024.

Eberl, Jens. 2023. Einsamkeit: Alleinsein ist keine Frage des Alters. *tagesschau.de*, 26. Dezember.

Eisenberger, Naomi I. 2012. The neural bases of social pain: evidence for shared representations with physical pain. *Psychosomatic Medicine* 74 (2): 126–135. doi: 10.1097/PSY.0b013e3182464dd1.

Ettema, Eric J., Louise D. Derksen, und Evert van Leeuwen. 2010. Existential loneliness and end-of-life care: A systematic review. *Theoretical Medicine and Bioethics* 31 (2): 141–169. doi: 10.1007/s11017-010-9141-1.

Hakulinen, Christian, Laura Pulkki-Råback, Marianna Virtanen, Markus Jokela, Mika Kivimäki, und Marko Elovainio. 2018. Social isolation and loneliness as risk factors for myocardial infarction, stroke and mortality: UK Biobank cohort study of 479 054 men and women. *Heart (British Cardiac Society)* 104 (18): 1536–1542. doi: 10.1136/heartjnl-2017-312663.

Hawkley, Louise C. und John T. Cacioppo. 2010. Loneliness matters: a theoretical and empirical review of consequences and mechanisms. *Annals of behavioral medicine : a publication of the Society of Behavioral Medicine* 40 (2): 218–227. doi: 10.1007/s12160-010-9210-8.

Henriksen, Roger E., Roy M. Nilsen, und Ragnhild B. Strandberg. 2023. Loneliness increases the risk of type 2 diabetes: a 20 year follow-up - results from the HUNT study. *Diabetologia* 66 (1): 82–92. doi: 10.1007/s00125-022-05791-6.

Holt-Lunstad, Julianne, Timothy B. Smith, Mark Baker, Tyler Harris, und David Stephenson. 2015. Loneliness and social isolation as risk factors for mortality: a meta-analytic review. *Perspectives on psychological science : a journal of the Association for Psychological Science* 10 (2): 227–237. doi: 10.1177/1745691614568352.

Hunter, Benks. 2021. Avatar-Roboter-Café in Tokyo nimmt Schwerbehinderten die Einsamkeit. *Sumikai,* 2021.

Kraav, Siiri-Liisi, Soili M. Lehto, Jussi Kauhanen, Sari Hantunen, und Tommi Tolmunen. 2021. Loneliness and social isolation increase cancer incidence in a cohort of Finnish middle-aged men. A longitudinal study. *Psychiatry Research* 299: 113868. doi: 10.1016/j.psychres.2021.113868.

Luhmann, Maike. 2022. Definition und Formen der Einsamkeit. https://kompetenznetz-einsamkeit.de/wp-content/uploads/2022/06/KNE_Expertise01_220607.pdf.

Maes, Marlies, Stefanie A. Nelemans, Sofie Danneel, Belén Fernández-Castilla, Wim van den Noortgate, Luc Goossens, und Janne Vanhalst. 2019. Loneliness and social anxiety across childhood and adolescence: Multilevel meta-analyses of cross-sectional and longitudinal associations. *Developmental psychology* 55 (7): 1548–1565. doi: 10.1037/dev0000719.

Miller, Greg. 2011. Social neuroscience. Why loneliness is hazardous to your health. *Science (New York, N.Y.)* 331 (6014): 138–140. doi: 10.1126/science.331.6014.138.

Neu, Claudia, Beate Küpper, Maike Luhmann, Michelle Deutsch, und Paulina Fröhlich. 2023. Extrem einsam? https://www.progressives-zentrum.org/publication/extrem-einsam/. Zugegriffen: 12. Januar 2024.

Perlman, Daniel und Letitia Anne Peplau. 1981. Toward a Social Psychology of Loneliness.

Schweizer Radio und Fernsehen. 2022. Tessin: Architektur gegen Einsamkeit - Rendez-vous - SRF. https://www.srf.ch/audio/rendez-vous/tessin-architektur-gegen-einsamkeit?partId=12280249. Zugegriffen: 14. Januar 2024.

Schwentker, Björn. 2023. Einsamkeit besonders bei Jüngeren weit verbreitet. *NDR,* 2023.

Splendid Research. 2023. Studie: Junge Personen fühlen sich häufiger einsam. https://www.splendid-research.com/de/statistik/befragung-junge-haeufiger-einsam/. Zugegriffen: 11. Januar 2024.

Splendid Research. 2023. Studie: Wie einsam fühlen sich die Deutschen? Jetzt ansehen. https://www.splendid-research.com/de/studien/studie-einsamkeit/. Zugegriffen: 5. Januar 2024.

Stadt Köln. o.D. Wohnen für Hilfe. https://www.stadt-koeln.de/service/produkte/01010/index.html. Zugegriffen: 13. Januar 2024.

Stauß, Christiane. 2023. Wege aus der Einsamkeit - gemeinsam statt einsam. *NDR,* 22. Dezember.

tagesschau.de. 2022. Auslandspodcast Ideenimport: Was tun gegen Einsamkeit? *tagesschau.de,* 2022.

Tocklerhof. 2020a. Gemeinschaftliches Wohnprojekt Bamberg. Zugegriffen: 14. Januar 2024.

Tocklerhof. 2020b. Tocklerhof-Flyer.

Valtorta, Nicole K., Mona Kanaan, Simon Gilbody, Sara Ronzi, und Barbara Hanratty. 2016. Loneliness and social isolation as risk factors for coronary heart disease and stroke: systematic review and meta-analysis of longitudinal observational studies. *Heart* 102 (13): 1009–1016. doi: 10.1136/heartjnl-2015-308790.

Anhang

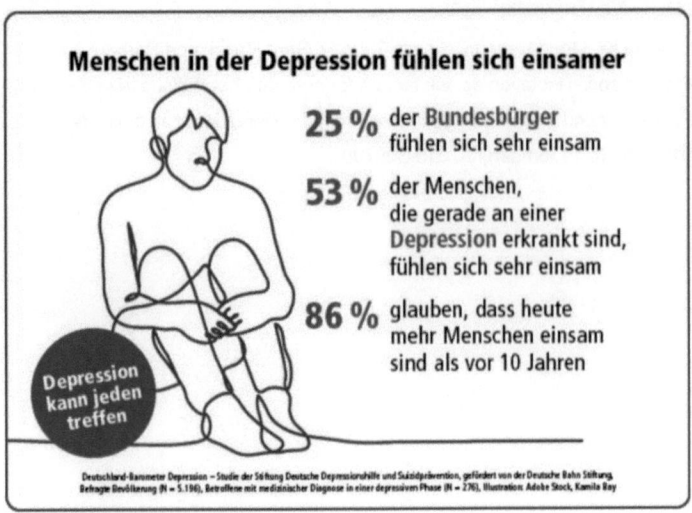

Abbildung 1: Prävalenz von Einsamkeit in Deutschland[42]

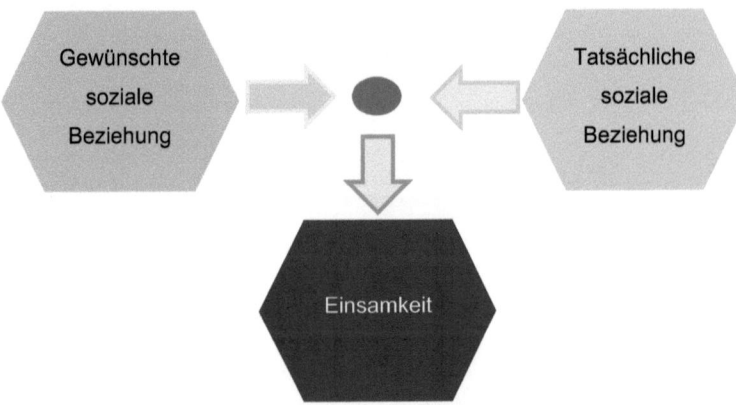

Abbildung 2: Definition Einsamkeit   - als Diskrepanz zwischen gewünschten sozialen und tatsächlichen sozialen Beziehungen[43]

---

[42] Deutschland-Barometer Depression (o.D.).
[43] selbst erstellt vgl. nach Luhmann (2022, S. 12).

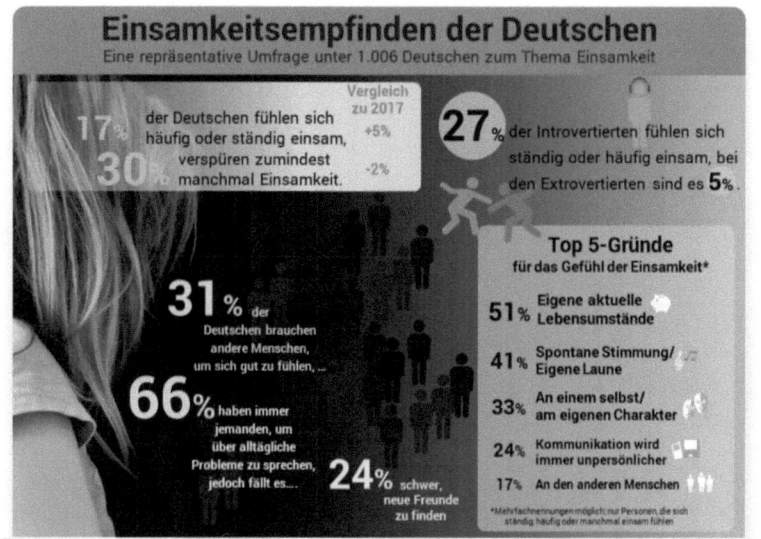

Abbildung 3: Einsamkeitsempfinden der Deutschen[44]

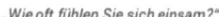

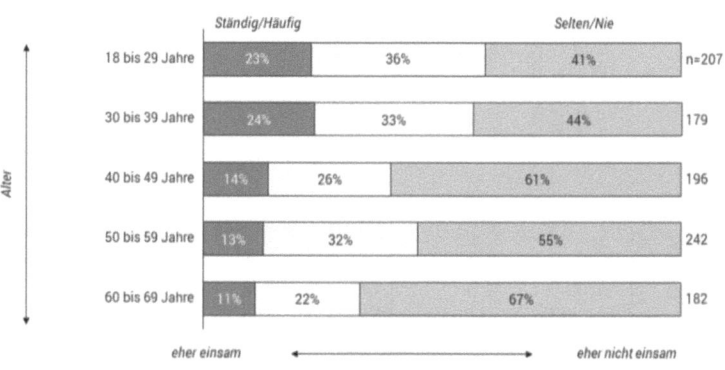

Abbildung 4: Häufigkeit des Gefühls der Einsamkeit[45]

---

[44] Splendid Research (21.03.2023).
[45] Splendid Research (05.02.2023).

Good Practice Beispiele in Deutschland

Projektname	Ort	Sektor/ Bereich	Zielgruppe	Charakteristika des Projekts	Quelle
Wohnen für Hilfe[46]	Köln	Wohnen/ Leben	Studierende/Alleinerziehen de/Familien/Senioren/ Menschen mit Beeinträchtigungen	Wohnpartnerschaft: Studierende unterstützen im Alltag. Im Gegenzug wohnen sie mietfrei	https://www.stadt-koeln.de/service/produkte/01010/index.html
Seniorenpark am Heidenweg[47]	Meppen	Architektur, Barrierefreiheit	Senioren ab 60 Jahre, Rentner	Park- und Grünanlagen, Orte der Gemeinschaft, gute öffentliche Verkehrsmittelanbindung Angebote für Hilfen im Alltag	https://www.welt.de/finanz en/immobilien/article1368 5877/Deutschlands-erstes-Seniorendorf-ist-ausverkauft.html
Die „Essbare Stadt" Andernach[48]	Andernach	Architektur, Urban-Gardening, grüne Stadt-planung	alle Altersklassen	Gemeinsames gärtnern und ernten, Schaffung von Grünflächen, um generationsübergreifende Begegnung zu schaffen. Nicht als Einsamkeitskonzept (sondern als Stadtplanungskonzept) geplant gewesen, aber es schafft Raum zur Interaktion mit anderen Menschen	https://www.bzfe.de/nach haltiger-konsum/staedte-essbar-machen/essbare-stadt-andernach/#:~:text=Mit%2 0dem%20Konzept%20% E2%80%9EEssbare%20S tadt,Andernach%20eine% 20%C3%B6ffentliche%20 Permakulturanlage%20err ichtet.

[46] vgl. Stadt Köln (o.D.).
[47] vgl. Czycholl (2011).
[48] vgl. Bundeszentrum für Ernährung (2020).

| Tocklerhof[49] | Bamberg | Wohnbauprojekt, Nachhaltigkeit, Nachbarschaftshilfe | Generationenübergreifend: Familien, Paare, Alleinstehende | Im Gemeinschaftsraum und Garten besteht die Möglichkeit der gemeinsame Pflege des Gartens, Ressourcenschonung durch zentrale Lage und Nutzung von Geräten durch mehrere Hausbewohner[50] | http://www.tocklerhof.de
http://www.tocklerhof.de/Tocklerhof-Flyer.pdf |

Tabelle 1: Good Practice Beispiele in Deutschland (selbst erstellt mit Verwendung verschiedener Quellen (siehe[46-50]))

Good Practice Beispiele in Europa

Projektname	Ort	Sektor/ Bereich	Zielgruppe	Charakteristika des Projekts	Quelle
Restaurant Resto van harte[51]	Niederlande	Leben/ Quartier/ Nachbarschaft	Einsame Menschen (wer einsam ist, kommt vorbei und begegnet andere)	Restaurant für einsame Menschen an mittlerweile über 80 Standorten in den Niederlanden, Finanzierung über Spenden und Subventionen, günstiges Essen gewährleistet den Einschluss auch von ärmeren Menschen	https://www.deutschlandfunk.de/weihnachten-in-den-niederlanden-gemeinsam-gegen-einsam-100.html
Koalition Dazugehören[52]	Niederlande	Öffentlichkeitsarbeit, Politik, Ehrenamt	Menschen, die unter Einsamkeit leiden	Konkrete Maßnahmen sind u.a der Kongress gegen Einsamkeit und die nationale Woche gegen Einsamkeit. Frisöre, Museen, Supermärkte machen mit und bieten Aktionen gegen Einsamkeit an	https://www.deutschlandfunk.de/weihnachten-in-den-niederlanden-gemeinsam-gegen-einsam-100.html

49 Tocklerhof (2020a).
50 Tocklerhof (2020b).
51 Deutschlandfunk (2018).
52 Deutschlandfunk (2018).

das Dorf Monte[53]	Monte (Schweiz)	Architektur Barrierefreiheit, Integration, Ehrenamt	Alle Altersklassen	Architektonische Umgestaltung des Dorfes, um die Attraktivität für Jung und Alt zu erhöhen. Spezielle Handläufe wurden errichtet als Spiel mit Murmeln. Plätze der Begegnung für generationsübergreifende Interaktionen wurden geschaffen z.B. Kirchplatz mit Sitzgelegenheit und gleichzeitig Brunnen, zusätzliches kleineres Zweitprojekt mit Ehrenamtlichen, die den Älteren z.B. den Umgang mit dem Internet zeigen	https://www.srf.ch/audio/rendez-vous/tessin-architektur-gegen-einsamkeit?partId=12280249
Social Prescribing[54]	Großbritannien	Gesundheitspolitik, Politik, Medizin Gesellschaft	Menschen, die von Einsamkeit betroffen sind	Gesellschaftliche Aktivität auf Rezept ist eine Methode, um Einsamkeit in Großbritannien zu vermeiden und das Gesundheitssystem zu entlasten. Personen arbeiten als Link Worker und bringen Menschen, die keine medizinische Hilfe benötigen zusammen	https://www.deutschlandfunk.de/soziale-medikation-in-grossbritannien-spass-auf-rezept-100.html#:~:text=Britische%20Allgemeinmediziner%20haben%20die%20M%C3%B6glichkeit,entlastet%20das%20bereits%20%C3%BCberstrapazierte%20Gesundheitssystem.
Ministerium gegen Einsamkeit[55]	Großbritannien	Politik, Gesundheitspolitik	Menschen, die von Einsamkeit betroffen sind bzw. auch präventive Angebote nutzen wollen	Verschiedene Maßnahmen zur Bekämpfung von Einsamkeit	https://www.tagesschau.de/multimedia/

Tabelle 2: Good Practice Beispiele in Europa (selbst erstellt mit Verwendung verschiedener Quellen (siehe [51-55]))

---

[53] vgl. Schweizer Radio und Fernsehen (2022).
[54] vgl. Deutschlandfunk (2019b).
[55] vgl. Deutschlandfunk (2019a).

Good Practice Beispiele weltweit

Projektname	Ort	Sektor/ Bereich	Zielgruppe	Charakteristika des Projekts	Quelle
Ministerium gegen Einsamkeit[56]	Japan	Politik, Gesundheitspolitik	Menschen, die von Einsamkeit betroffen sind bzw. auch präventive Angebote nutzen wollen	Planung von Aktivitäten, niedrigschwelligen Interventionen und Projekten	podcast/ideenimport-einsamkeit-101.html
Avatar Robot Café[57]	Japan	Integration Barrierefreiheit	Menschen mit körperlichen Beeinträchtigungen Einsame Menschen, die das Café aufsuchen	Die Roboter werden von beeinträchtigten Menschen von zu Hause aus gesteuert. Gespräche zwischen Gästen und steuernden Personen sind durch Lautsprecher möglich. Ziel: Teilhabe und Integration von beeinträchtigten Menschen, Vermeidung von Einsamkeit und sozialer Isolation	https://sumikai.com/nachrichten-aus-japan/avatar-roboter-cafe-in-tokyo-nimmt-schwerbehinderten-die-einsamkeit-294348/
Das Hochhaus-Dorf[58]	Singapur	Architektur, Städtebau	Alle Generationen	Anlage verfügt über kurze Wege, Dachgärten, Grünflächen und weitere Begegnungsorte (z.B. Foodcourt). Kindergärten und Vorschulen liegen neben Altenzentren	https://www.tagesschau.de/multimedia/podcast/ideenimport-einsamkeit-101.html

Tabelle 3: Good Practice Beispiele weltweit (selbst erstellt mit Verwendung verschiedener Quellen (siehe [56-58]))

[56] vgl. tagesschau.de (2022).
[57] vgl. Hunter (2021).
[58] vgl. tagesschau.de (2022).

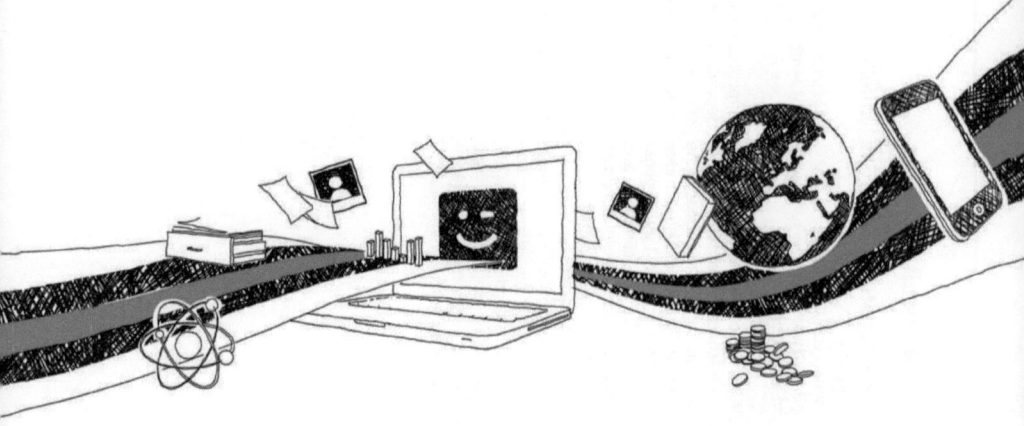
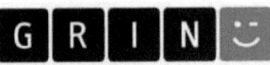